Andrea Waldl

Mein Trennungsalphabet

Impressum

Texte: © Copyright by Andrea Waldl

Umschlag: © Copyright by Andrea Waldl

Autor: Andrea Waldl

Ignaz Hirschgasse 19

2732 Willendorf, Österreich

office@andreawaldl.com

Herstellung und Verlag: BoD – Books on Demand, Norderstedt

ISBN: 978-3-752641042

Über mich

In meinem Leben bin ich einigen großen Herausforderungen ausgesetzt gewesen. Die größte war meine Scheidung. Ich habe mir seit 1992 einen Plan mit meinem damaligen Partner gemacht. Meinen, unseren Lebensplan, der nicht zu verwirklichen war.

Während der Trennungszeit 2013/2014 habe ich begonnen, Tagebuch zu schreiben. Ein übervolles Tagebuch – das gebe ich zu. Diese für mich sehr herausfordernde Zeit habe ich unter anderem auch so gut überwunden, weil ich geschrieben habe. Ich habe mir alles von der Seele geschrieben. Habe ich einmal etwas zu Papier gebracht, spuckt es nicht mehr in meinem Gehirn herum. Und das hat meine Gedanken frei gemacht für neuen Focus, für ein neues Leben.

Ich habe unzählige Briefe geschrieben, diese verbrannt, die Asche in den Wald gestreut. Auch das hat mir sehr geholfen.

Meine Psychologin hat mich darin bestärkt, dieses Buch zu veröffentlichen. Ihrer Meinung nach könnte mein Weg und meine Herangehensweise dem einen oder anderen Menschen helfen.

Mit meinem Sohn, der inzwischen auch schon fast erwachsen ist, lebe ich sehr beschaulich in Niederösterreich. Meine Tiere bereichern mein Leben zusätzlich, besonders mein Pferd, über das es auch ein Buch gibt – Pferd als Lehrer.

Ich arbeite im Bereich der Kundenakquise, selbstständig und selbstbestimmt. Auch bin ich politisch tätig.

Es gibt neue Menschen in meinem Leben, die mich tragen und es gibt die Menschen, die 25, 20 Jahre oder noch länger einfach nur da sind.

Dafür bin ich sehr dankbar.

Willendorf, Jänner 2021

Vorwort

Das ist mein ganz persönliches Alphabet der Trennung von meinem Ex-Mann. Dieses Buch beschreibt meinen Weg von einem enorm turbulenten und auch belastenden Leben in ein Leben mit ganz viel Selbstbestimmtheit. Eine sehr spezielle Beziehung, eine sehr außergewöhnlich gelebte Ehe hat ein Ende genommen. Für mich war das kein leichter Weg. Doch heute fühle ich mich wie Phönix aus der Asche – hinauf geflogen um in Unabhängigkeit und Zufriedenheit zu leben.

Zur Erklärung: mein Ex-Mann und ich führten eine offene Ehe. Das war so abgemacht. Jeder von uns hatte anfänglich ab und zu Liebschaften. Eifersüchtig waren wir beide nicht. Bei meinem Ex-Mann eskalierte aber die Anzahl seiner außerehelichen Beziehungen. Für mich waren am Ende einfach zu viel Frauen im Spiel. Zu viele Ablenkungen von einem „normalen" Familienleben, das gar nicht mehr statt fand. Er brachte die Befindlichkeiten dieser Frauen so stark in unser Zusammenleben mit, dass ich eines Tages nicht mehr damit umgehen konnte. Es waren zu viele Frauen und es war zu wenig Familienleben.

Heute verbindet mich mit meinem Ex-Mann eine gute, nachhaltige Freundschaft. Wir haben ein gemeinsames Kind, schon dadurch werden wir immer verbunden sein. Er wird immer Teil meiner Familie sein, so wie ich immer Teil seiner Familie sein werde.

In diesem Buch habe ich schonungslos den Trennungsweg aufgearbeitet. Für Manche werden die Wahrheiten etwas heftig sein. Ich habe aber weder etwas beschönigt, noch schlechter gemacht. So war es aus meinem ganz persönlichen Erleben. Ich erzähle die Geschichte aus meiner individuellen Sicht.

Eine Trennung ist für alle schwer. Ich habe mich nicht unterkriegen lassen und gekämpft. Vielleicht ist ja für den(die) eine(n) oder andere(n) LeserIn etwas dabei, das sich für das eigene Leben umsetzen lässt.

A – Angst

Am Tag nach meinem 45. Geburtstag eröffnete mir mein Ex-Mann, dass er es mit mir nicht mehr aushält und deswegen auszieht. Ich war so perplex, dass ich psychisch zusammenbrach. Ich wollte mich in die Psychiatrie einweisen lassen, weil ich nicht mehr weiter wußte. Der Psychiater führte ein intensives Gespräch mit mir, er nahm mich nicht auf. Aber er hat mit mir über meine Grenzen gesprochen, diese Grenzen hatte ich offenbar erreicht, mehr konnte ich nicht mehr aushalten. Sein Rat war, ich soll meinen Ex-Mann gehen lassen und es wird mir sukzessive besser gehen.

Die Angst hatte mich voll im Griff. Angst vorm Alleinsein, Angst, ihn zu verlieren, Angst das Leben allein nicht zu meistern, und noch vieles mehr. Was soll ich allein machen? Wie sollte das allein mit meinem Sohn funktionieren? Wie soll es finanziell allein für mich weiter gehen? Angst umklammerte jeden meiner Gedanken. Sie kam in Wellen und ließ mich nicht mehr los.

Am liebsten wäre ich tot gewesen, damit die Angst und der Schmerz aufhören. Ich konnte nicht mehr essen, nicht mehr schlafen, starrte oft nur noch vor mich hin. Mit Müh und Not gelang es mir, meinen Sohn noch irgendwie zu versorgen.

Doch ich hatte Hilfe und hervorragende Ratgeber. Meine Psychologin, die ich schon länger besuchte, kannte meine Geschichte sehr gut. Sie konnte mir sehr viel von meiner Angst nehmen. Immer wieder ging sie mit mir meine Fähigkeiten durch, was mach ich jetzt schon allein und was kommt in Zukunft mehr auf mich zu. Sie hat mir auch dazu geraten, ihn gehen zu lassen, dann wird alles für mich leichter. Auch brachte sie mir bei, meine Angst genau anzuschauen – wovor habe ich Angst? Was habe ich allein schon alles geschafft und was wird ohne meinen Ex Mann leichter.

Angst ist dazu da, um überwunden zu werden. Ich habe hart daran gearbeitet, und mir meine Ängste genau angeschaut. Es bringt nichts, Angst zu bewerten, denn Angst ist immer individuell. Meine Ängste zu akzeptieren, sie als einen Teil von mir zu behandeln, an der Lösung zu arbeiten, das hat mich persönlich sehr stark gemacht. Ein Bestandteil meiner Persönlichkeit ist meine Angst, dieser Teil ist wichtig für meine Entwicklung. Angst zu akzeptieren, heißt auch, sie zu überwinden. Mit ihr zu leben bedeutet, auch diesen Teil von mir anzuerkennen. Die Anerkennung gab mir die Möglichkeit, meine Ängste bewußt zu erleben. Dadurch wurden sie von ganz alleine kleiner und kleiner.

Jeder von uns hat Angst, sei es vor Spinnen, vor dunklen Straßen, davor, wie das Leben weiter gehen soll. Wir dürfen unser Leben nur nicht negativ von Ängsten beeinflussen lassen. Heute sage ich bewußt – guten Morgen liebe Angst – ja vor dieser oder jener Situation habe ich Angst. Aber ich werde auch diese Situation meistern, wie ich es schon so oft getan habe. Erst wenn wir die Angst annehmen können, haben wir auch die Möglichkeit auszuloten, ob diese Angst wichtig für unser Überleben ist, oder ob es doch eine Lösung gibt, sie zu überwinden.

Ich habe erkannt, dass es weh tut, sich die Angst anzuschauen, es ist oft mühsam zu sehen, wie langsam Fortschritte nur möglich sind. Aber jeder kleine Fortschritt macht uns stark und hilft uns den nächsten „Babyschritt" zu gehen. Und plötzlich drehen wir uns um und sehen, wie weit wir unsere Angst hinter uns gelassen haben.

B - Beziehungen

Wir alle pflegen ganz viele Beziehungen der unterschiedlichsten Art zu verschiedenen Menschen. Da gibt es den Lebenspartner, Freunde, Bekannte, unsere Kinder, Familie. Jeder berührt uns auf seine eigene Weise.

Die Beziehung zu meinem Ex-Mann war eine sehr freundschaftliche. Wir haben uns immer als beste Freunde verstanden. Eine Liebesbeziehung stand schon sehr lange nicht mehr im Vordergrund. Ein anderer Faktor war auch, dass ich wie seine Mutter agierte. Mir fiel das erst nach der Trennung auf. Er hat mich oft gefragt: Darf ich das machen? Ich habe ihm alles abgenommen. Als es zu Ende zu ging, habe ich ihn sogar an seine Dates erinnert, damit er nicht zu spät kommt. Und dass nur, weil ich Unpünktlichkeit hasse. Wenn ich das lese, kann ich eigentlich auch nur den Kopf schütteln. Ich sah ihn nicht mehr als Mann, sondern als zweites Kind. So kann eine Mann-Frau Beziehung nicht funktionieren.

Während der Trennungsphase und in der Scheidungszeit habe ich erkannt, wie wichtig es ist, gute, stabile Freundschaftsbeziehungen zu haben. Freundschaften muss man pflegen, ich habe das immer sehr gerne gemacht. Meine Freunde waren mir immer sehr wichtig. Das machte sich in dieser sehr schweren Zeit bezahlt. Ich glaube fest an die Gerechtigkeit des Universums. Was ich anderen Menschen Gutes tue, kommt zurück, vielleicht nicht direkt von dieser Person selbst, aber von anderen Personen. Plötzlich hatte ich viele Menschen, die sich um mich gekümmert haben, mich beschäftigt haben. Ich bekam ganz viele wichtige Tipps, sei es welche Rechtsanwältin ich nehmen soll, oder wie ich mit dem Haus verfahren soll. Oder einfach nur mal ein gemeinsamer Spaziergang, um den Kopf frei zu kriegen.

Für mich war das Wichtigste aber die Fülle, die mich umgab. Ich hatte nie das Gefühl allein zu sein, ich hatte immer Ansprechpartner um mich herum. Nun kam mir zugute, dass ich nicht nur Mann und Kind um mich gescharrt habe, sondern mich auch immer um andere Menschen gekümmert habe. So viele Menschen schenkten mir so viel Anerkennung und Wohlwollen und positive Energie.

Eine Bekannte machte gleichzeitig mit mir eine ähnliche Situation durch. Sie tat mir wahnsinnig leid, sie hat sich nur auf Mann und Kind konzentriert, der Mann wollte weg. Plötzlich stand sie ganz alleine da. Ein paar entfernte Bekannte, darunter auch ich, waren die einzigen, mit denen sie sprechen konnte. Da erkannte ich erst, wie gut es mir ging. Ich war umgeben von Menschen, die mir ständig halfen und für mich da waren.

Als ich meinen Unfall hatte, hatte ich dasselbe Erlebnis. So viel Hilfe und Wohlwollen, positive Energie rund um mich. Meine Freundinnen wechselten sich monatelang ab mit zum Einkaufen fahren, Nägel schneiden, ja mir wurden sogar die Füße gewaschen. Meine allerliebste Freundin, meine Nachbarin hat mir jeden Tag meinen Verband neu gemacht, meine Wäsche gebügelt, mir einfach ganz viel abgenommen.

Ich war so stolz, dass ich so viel Hilfe bekam.

Mein Rat an alle Menschen: wir haben alle auch Liebesbeziehungen, aber wir dürfen nie unsere Freunde vergessen. Freunde machen unser Leben nicht nur in guten Zeiten reicher, sondern sie sind ganz besonders in schlechten Zeiten für uns da. Ich bin sehr stolz auf mein positives Umfeld.

Freunde sind die Familie, die du wählst.

C – Chance

Die Trennung als Chance. Sehr lange habe ich das nicht so gesehen. Ab dem Moment, als das Thema Trennung aufkam, war ich nur noch verzweifelt. Ich wusste nicht, wie es weitergehen sollte.

Doch als mein Ex-Mann ausgezogen war, kamen ganz viele, sehr unerwartete Möglichkeiten auf mich zu. Ein sehr großer Meilenstein war damals mein neuer Partner. Einfach so rief ein alter Bekannter an, nur ein paar Tage nachdem mein Ex-Mann ausgezogen ist. An eine neue Partnerschaft dachte ich in dem Moment gar nicht. Und doch war er von diesem Zeitpunkt an ständig für mich da. Es ergab sich die Chance für eine ganz andere Beziehung als ich sie bisher führte. Eine Beziehung voll Anerkennung, füreinander da sein und Vertrauen.

Liebe Freunde standen mir gänzlich uneigennützig zur Seite. Ich empfing so viel Wohlwollen und positive Energie, wie ich es nie für möglich gehalten hätte.

Meine Selbstbestimmung war das größte Geschenk und die größte Chance, die ich erhalten habe. Auf einmal musste ich nicht mehr „entsprechen". Ich konnte mich endlich um mich selbst und meine ganz eigenen Bedürfnisse kümmern. Meine Psychologin hat hart daran gearbeitet, dass aus dem WIR, dass ich anfänglich immer im Kopf hatte, endlich ein ICH wurde.

Zuerst waren es nur Kleinigkeiten. Ich brauchte nicht mehr jeden Abend zusätzlich zum Mittagessen frisch kochen, musste mir nicht mehr anhören, wie gut denn nicht die anderen Frauen kochen, und ich stelle meinem Ex-Mann irgendein Essen hin. Er kam fast nie vor 22 Uhr heim, dann noch kochen war für mich immer eine große Überwindung. Meine Figur war plötzlich egal, vorher bekam ich nahezu jeden Tag zu hören, wie schlank und durchtrainiert, denn nicht die anderen sind, oder wie gut die anderen im Bett sind usw. Ständige Vergleiche nahmen mir mein letztes Fünkchen Selbstwert.

Ich hatte mehr Zeit, auch für mein Kind. Mein Ex-Mann brauchte sehr viel Aufmerksamkeit und hat sich immer sehr stark in den Vordergrund gedrängt. Abendliche Gespräche drehten sich fast ausschließlich um seine Arbeit und seine Liebschaften. Endlich konnte ich die Abende so gestalten, wie ich es mag, mit viel Ruhe, das Fernsehprogramm gestalten, wie ich wollte, schlafen gehen, wann ich wollte. Ob der Abwasch gemacht war oder nicht, war egal, es gab keinen mehr, der sich beschwerte.

Das alles gab mir die Chance zur Weiterentwicklung. Ich habe mich im „Trennungsjahr" sehr stark weiterentwickelt. Vor allem habe ich mein Selbstwertgefühl wieder aus der Versenkung geholt. Zeit für mich war meine größte Chance, und endlich konnte ich auch für mich wichtig werden, hatte Raum für meine Bedürfnisse. Ich musste mir vor allem nicht die ständige Kritik anhören.

Aber für all diese positive Entwicklung musste ich eine Entscheidung treffen. Entweder suhle ich mich in meinem Schmerz und meinem Selbstmitleid, oder ich nutze das, was das Leben mir bietet. Nämlich die Fülle, die große Unterstützung, die ich bekommen habe und nach wie vor bekomme. All das Wohlwollen, das mir entgegenkam, hat mir geholfen, diese Chance zu nützen.

Uns allen sind Chancen im Leben gegeben. Die Entscheidung, diese anzunehmen, liegt bei uns selbst.

D – Dankbarkeit

Eine Trennung ist für alle Beteiligten sehr schwierig. Wir Erwachsenen leiden darunter, und die Kinder noch viel mehr. Gestärkt aus einer Trennung herauszugehen, birgt viele Herausforderungen, die angenommen werden müssen.

Diese Herausforderungen konnte ich mit ganz viel Unterstützung bewältigen. Von allen Seiten kam Hilfe. Dafür war und bin ich einfach nur dankbar. Zu manchen Menschen in meiner Umgebung habe ich vielleicht zu oft DANKE gesagt, aber ich denke, es kann nie oft genug sein.

Ich habe in meiner Ehe gelernt, dass es nicht selbstverständlich ist, dass Menschen für einen da sind. Mein Ex-Mann war das leider viel zu wenig. Schon sehr früh, wusste ich, dass ich auf mich allein gestellt bin. Als unser Sohn 10 Tage alt war, hatte ich einen Lungeninfarkt. Er war nicht daheim und ich habe ihn weinend und verzweifelt ständig angerufen, dass er heimkommen soll und mir helfen. Endlich als das Lokal, in dem er war, schloss, kam er heim und brachte mich ins Krankenhaus. Ich wäre fast gestorben und er hat nicht reagiert, stand mir nicht zur Seite. Von ihm habe ich fast nur dieses NICHT DA SEIN kennen gelernt. Er war für alle anderen da, hat sich extrem bemüht, wenn eine seiner Liebschaften etwas brauchte, bei mir war es nicht so, und leider war es auch bei seinem Sohn nicht so. Anstatt etwas mit dem Kind zu unternehmen, verbrachte er seine Freizeit lieber mit den anderen Frauen. Wenn er dann etwas mit unserem Sohn unternahm, nahm er häufig auch eine der Frauen mit. So habe ich gelernt, dass für einander da sein, keine Selbstverständlichkeit ist.

Durch die Trennung habe ich dann erkannt, dass es für viele Menschen sehr wohl selbstverständlich ist, für andere da zu sein. Das hat mich unendlich dankbar gemacht.

Ich bin auch meinem Ex-Mann dankbar. Dankbar dafür, dass er ausgezogen ist. Mich von seinen Fesseln befreit hat.

Danke an die vielen Menschen, die mir in der schweren Zeit beigestanden sind, und dies noch immer tun. Danke an meinen Sohn, der ein so toller Junge ist, mich so oft aufgerichtet hat, der mich mit seinen empathischen Fähigkeiten immer wieder überrascht und mich stolz macht.
Danke an meinen Freund, der mich mit sehr viel Rat, Tat und großem Verständnis durch meine Trennung begleitet hat und auch seinen Kindern, die immer für mich da waren.
Danke an meine liebe Nachbarin, die größte Stütze überhaupt, bei meiner Trennung und nach meinem Unfall.
Ein großes Dankeschön an alle meine lieben Freundinnen und Freunde, die allzeit bereit waren, mir zu helfen und von denen ich viele Ratschläge bekam.

Danke an meine Familie, auf die ich mich immer verlassen kann.

Dankbarkeit ist ein Gefühl, das sich gut erzeugen lässt und welches viele negative Gedanken überlagert. Bei all den Belastungen sollten wir ganz einfache Dinge dankbar sein. Wir sollten dankbar sein, wenn wir am Morgen gesund aufwachen. Ebenso einfach mal DANKE für einen sonnigen Tag sein. Wo Dankbarkeit ist, ist kein Platz für Frust.

E – Entscheidung

Sehr lange habe ich mir überlegt, ob ich E – Ehe nennen soll oder Entscheidung. Ich habe mich dann für Entscheidung entschieden, die Geschichte meiner Ehe würde den Rahmen sprengen.

In meinem Leben bin ich oft vor Entscheidungen gestanden. Ob ich immer richtig entschieden habe, weiß ich nicht. Es ist auch egal, hätte, wäre, würde.... das ist nicht wichtig. Ich habe entschieden, damit muss ich leben. Vor allem gibt es keine Garantie, dass es mit einer anderen Variante anders oder besser geworden wäre.

Bevor ich geheiratet habe, war ich sehr unschlüssig, ob ich das Richtige tue. Es gab einen anderen Mann, der auch eine „Alternative" gewesen wäre. Er war ein ruhiger Typ, mit dem mein Leben sicher entspannter verlaufen wäre oder aber auch nicht. Das weiß keiner.

Letztendlich habe ich mich für die „abenteuerliche" Variante entschieden. Mein Ex-Mann war lustig, interessant, abenteuerlich, das hat mich fasziniert. Auch das „Gesamtpaket" hat mir gefallen. Genauer gesagt, seine Familie. Ich bin auf eine Familie getroffen, wie ich sie so nicht gekannt habe. Laut, interessant, vielfältig, manche Familienmitglieder extrem intelligent und erfolgreich. Sie haben mich ganz toll aufgenommen und in die Familie integriert, das war von Anfang an so.

Wir hatten viel Spaß, lernten viele unterschiedliche Menschen kennen. Vor allem aber lebten wir ein Leben, das nicht alltäglich war. Unsere Reisen waren toll und ereignisreich. Das ganze Leben war ereignisreich.

Als meine Ehe zu Bruch ging, habe ich sehr oft darüber nachgedacht, was wäre gewesen, wenn ich mich für den anderen Mann entschieden hätte. Zuerst hat mir das sehr zu schaffen gemacht, dieses Was wäre Wenn. Doch in Wirklichkeit darf es diese Gedanken gar nicht geben, weil niemand weiß was geschehen wäre. Ich hatte viele Herausforderungen, die ich mit einem anderen Mann nicht gehabt hätte. Ich hatte aber auch viele Erlebnisse, die ich mit einem anderen Mann nicht erlebt hätte. Zu hadern bringt nichts, es war so wie es war.

Ich habe in jeder Situation meines Lebens eine Entscheidung getroffen. Wenn die Entscheidung anstand, habe ich sie immer mit bestem Wissen und Gewissen getroffen. Mit der Entscheidung, die einmal gefallen ist, zu hadern, bringt mich nicht weiter.

Jeder von uns hadert immer wieder mit vergangenen Entscheidungen. Doch wie schon Shakespeare sagt: die Vergangenheit ist nur der Prolog. Der Prolog für unsere Zukunft.

Die Zukunft liegt in unserer Hand, und sie stellt uns wieder vor neue Entscheidungen. Gestalten wir unsere Zukunft mit bedachten Entscheidungen und akzeptieren diese.

F – Freunde

Meine Freunde waren mir während der letzten Jahre meine größte Stütze. Es gibt ja den Spruch: Du bist als Mensch der Durchschnitt aus den fünf wichtigsten Menschen, die dich umgeben. Dieser Spruch macht mich sehr stolz, denn ich bin von ganz tollen Menschen umgeben.

Meine Nachbarn: die nenne ich nur selten Freunde, denn sie sind für mich wie Familie. Sie waren immer da, schon als mein Ex-Mann noch bei uns lebte. Auch als ich den Unfall hatte, war meine Nachbarin diejenige, die mich ins Krankenhaus brachte und meine Hand hielt, als ich vor Schmerzen schrie. Sie hat mir damals so viel an Arbeit, die ich monatelang nicht machen konnte, abgenommen: Bügelwäsche, einkaufen, Zwiebel schneiden, Verbandswechsel und noch vieles mehr.

Aber nicht nur meine Nachbarn waren da. Meine Freundinnen haben mich täglich von Neuem aufgebaut. Stundenlang durfte ich jammern und mich gehen lassen. Sie haben sich abgewechselt, mich in der schlimmsten Zeit nicht allein zu lassen. Ich bekam „Beratungsspaziergänge" und „Wellnessreiten" und besonders süß „Kleinmayaumarmungen". Alle waren um mich herum. Allein war ich nur, wenn ich das unbedingt wollte. Bei meinem Unfall war das ganz genauso. Nägel schneiden, Krankengymnastik, Kleidung suchen, die mich wärmt, alles das haben sie für mich gemacht.

Dann war da auch noch mein damaliger Freund und seine Töchter. Er hat sich monatelang mein Gejammer angehört, ist mir mit Rat und Tat zur Seite gestanden. Bei meinem Unfall war er jeden Tag im Krankenhaus, hielt meine Hand. Seine Töchter waren monatelang mein Gratis-Taxidienst, zum Einkaufen fahren, zu Veranstaltungen fahren, damit ich auch dabei sein kann, sie haben auch mein Essen geschnitten. Alles kann ich gar nicht aufzählen. Aber ich werde diese große Unterstützung nie vergessen.

Ein lieber Freund hat sich darum gekümmert, dass die Scheidung reibungslos läuft und für mich gut ausgeht. Er hatte stundenlange Gespräche mit meinem Ex-Mann und anderen Beteiligten. Wir machten gemeinsam Konzepte für meine Zukunft, und dabei war er immer mit gutem Rat und noch besseren Taten an meiner Seite.

Wenn ich hier alles aufzählen würde, was meine Freunde für mich gemacht haben, würde das den Rahmen sprengen. Sie waren einfach da, und ich wusste, ich brauche nur zum Telefon greifen und jemand ist da. Das zu wissen war einfach toll, und sehr beruhigend.

Ich bin sehr stolz, solche Freunde zu haben. Und ich bin unendlich dankbar dafür. Meine Freunde haben mich an der Hand genommen und sind mit mir gemeinsam in ein besseres Leben gegangen. Vielen Dank dafür!

G – Glück

Ich habe in meiner Trennungszeit sehr viel Glück gehabt. Diese glücklichen Momente habe ich bewußt an mich herangelassen. Meine Einstellung zum Leben hat sich geändert. Aus allen Situationen, seien sie positiv oder negativ, kann man etwas mitnehmen. Wir können aus allem lernen, wenn wir es nur zulassen. Mein Glück ist es, dass ich es liebe zu lernen und das Glück zulassen kann.

Mein größtes Glück ist mein Sohn. Ich bin auch sehr glücklich darüber, dass ich mit meinem Sohn so leben darf, wie ich jetzt lebe.

Aber auch die vielen kleinen Dinge, die uns umgeben, bedeuten Glück. Jeder Sonnenaufgang sollte uns glücklich machen, denn wir haben die Chance den neuen Tag neu zu gestalten, zu lernen und glücklich zu sein. Mich macht es glücklich, wenn ich in den Wald neben meinem Haus schauen kann und weiß, hier bin ich zu Hause. Ich bin glücklich, wenn mein Hund sich freut, wenn ich heimkomme.

Nicht die großen Dinge machen für mich Glück aus, sondern eine Summe aus ganz vielen kleinen Glücksmomenten.

Glück kommt nicht von allein. Wenn wir mit viel liebevoller Achtsamkeit durch's Leben gehen, dann sehen wir auch unser Glück. Glück ist immer da, wir müssen es nur annehmen.

Während meiner Trennungszeit hatte ich so viel Glück, Glück mit meinen Freunden, Glück mit meinem neuen Partner. Ich habe das Glück verdient, denn ich habe auch viele andere Menschen glücklich gemacht und habe alles vielfach zurückbekommen.

Als mein Partner auf mich zukam, hatte ich Bedenken. Es war alles viel zu früh nach der Trennung, wieder ein Mann, ich wollte eigentlich nur allein sein. Aber dann öffnete ich mein Herz, schob meine Bedenken zur Seite und nahm das Glück an, jemanden an meiner Seite zu haben an. Das war eine sehr gute Entscheidung.

Wir müssen das Glück, das wir gerade in Händen halten, annehmen. Mit offenem Herzen sehen wir Chancen und Möglichkeiten. Das hilft uns die richtige Gelegenheit zu ergreifen, und Glück zu empfinden. Die Angst, unser Herz zu öffnen, denn wir könnten verletzt werden, müssen wir ablegen. Nur dann erfahren wir das wahre Glück.

Glück wird nicht verliehen. Die Quelle des Glücks ist in uns selbst. Aus diesem Grund sollten wir auch gar nicht versuchen, es außerhalb von uns zu suchen. Wir sollten uns nur damit beschäftigen, wie wir es in uns selbst finden können.

H – Hoffnung

Die Hoffnung stirbt zuletzt. Ein oft strapaziertes Sprichwort.

Nachdem mein Ex-Mann mir mitteilte, dass er auszieht, hatte ich einen schweren nervlichen Zusammenbruch. Er war dann plötzlich extrem fürsorglich. Kurz hatte ich die Hoffnung, dass er sich ändert, seine Frauengeschichten ablegt und bei mir bleibt und alles wird gut.

Meine Psychologin und mein Psychiater rieten mir davon ab, ihn halten zu wollen. Beide versprachen mir, dass es mir ohne ihn besser gehen wird. Ich hatte meinen Zusammenbruch im November und mein Ex-Mann sagte dann plötzlich, dass er erst im April ausziehen würde. Lange habe ich mir dann überlegt, wie denn das gehen sollte. Mir ging es sehr schlecht, er wollte nichts ändern, hat geglaubt, alles geht einfach so weiter. Ich war mir sicher, diese Situation keine sechs Monate mehr auszuhalten.

Nach vielen Gesprächen sagte ich ihm dann an einem Mittwoch, dass er bis zum Wochenende ausziehen soll, ich werde das schon schaffen. Daraufhin verbrachte er gleich eine Nacht bei einer seiner Freundinnen, die total glücklich war, dass er auszieht. Das war eine Situation, die mir genau zeigte, dass es richtig war, dass er gehen soll und dass er tatsächlich auch geht.

Anfänglich kam er täglich vorbei, saß da, redete irgend etwas, kümmerte sich aber leider immer noch nicht um unseren Sohn, dem es auch nicht gut ging. Mein Ex-Mann war damals oft nur sehr schwer wieder aus dem Haus zu kriegen.

Was war damals meine Hoffnung? Ich hatte nie die Hoffnung, dass er zurückkommt. Mir ging es ohne ihn sukzessive besser, deswegen wollte ich auch nicht, dass er so oft vorbeikommt. Endlich hatte ich Ruhe, musste mir keine Frauengeschichten mehr anhören, kein Fitnesstraining bei uns daheim mit einer seiner Freundinnen, mit ansehen. Ich konnte wieder zu mir kommen, und mit der Zeit ging es auch meinem Sohn wieder besser. Meine Freundinnen sagten damals, dass sich die Stimmung in meinem Haus verändert hätte. Es ist so ruhig geworden.

Meine ganz große Hoffnung drehte sich nur darum, dass es meinem Sohn gut geht und ich wieder zu alter Stärke zurück finde.

Schritt für Schritt wurde diese Hoffnung für mich Realität. Jeder von uns ist stark, wir müssen unsere Energie nur in die richtige Richtung lenken.

Unsere Hoffnungen sollen an uns als Individuum gerichtet werden, nicht an andere. Denn nur wir selbst können unsere Hoffnungen erfüllen.

I – Illusion

Mehr als 10 Jahre lang habe ich die Illusion einer guten Ehe aufrecht halten. Nach außen hin waren wir das perfekte Paar. Wir verstanden uns gut, unser Kind war ein Vorzeigekind, Haus, Firma, viel Arbeit, viel Engagement, ja wir waren perfekt.

Selbst ich war dieser Illusion verfallen. Es muss alles so bleiben wie es ist, es läuft doch gut. Zusätzlich habe ich nach außen hin alles getan, damit die Illusion erhalten bleibt.

Doch plötzlich war es mir nicht mehr möglich, die Illusion aufrecht zu erhalten. Die Blase platzte. Zuerst erkannte ich für mich, dass ich so nicht mehr leben will, dass ich meinen Ex-Mann eigentlich gar nicht mehr aushalte, sein ständiges Gerede von den Frauen, ständig war er überbeschäftigt, Geld war trotzdem nie da.

Lange dachte ich, wir sind die besten Freunde, aber selbst das bewahrheitete sich nicht. Als ich seine Freundschaft brauchte, war er nicht für mich da (der Tod meiner Freundin). Ich gab - er nahm - es gab kein partnerschaftliches Miteinander. Auch nicht was unser Kind anbelangte. Erziehungsangelegenheiten, Schulangelegenheiten ignorierte er total. Es gab kein „Gemeinsam", er stellte nur noch seine Frauen und seine Bedürfnisse in den Vordergrund.

Dann kam es auch noch in seiner Firma zu sehr großen finanziellen Problemen. Auch da war das, was er immer erzählte, die Firma läuft so super, nur Illusion. Sein Vater half ihm aus der Klemme und zwei Tage später zog mein Ex-Mann aus.

Auf mich kamen viele Wahrheiten zu, die ich vorher nicht sehen wollte. Alle möglichen Menschen erzählten mir, wie sie unsere Beziehung oder meinen Ex-Mann gesehen hatten. Das war alles ganz anders, als ich es mir erwartet hatte. Vor allem war es anders, als ich es nach außen hin vermitteln wollte. Offenbar konnte ich die Illusion nicht nach außen hin aufrecht halten. Manchmal war ich sogar richtig schockiert, von den Dingen, die ich zu hören bekam.

Ich hatte für mein Leben eine Vorstellung, die ich verwirklichen wollte oder konnte. Dabei bin ich der Illusion aufgesessen, dass ich das mit meinem Ex-Mann machen hätte können. Ich erkannte nicht nur die Wahrheit über meinen Ex-Mann, sondern auch die Wahrheit über mich. Meine Psychologin nannte das ENT – TÄUSCHUNG, die Täuschung ist weg.

Genauso war es auch, ich sah alles klarer. Die Klarheit half mir weiter. Ich kann jetzt klare Ziele definieren und meinen Weg geradlinig gehen.

Die Klarheit brachte mir Freiheit. Ich war nicht frei. Ständig hatte ich das Gefühl, etwas tun zu müssen, damit die Illusion bleibt. Ich muss nicht mehr tun. Jetzt bin ich FREI!

J – Jahre, viele Jahre

Über 22 Jahre war ich mit meinem Ex-Mann zusammen. Eine lange Zeit. Viele Jahre hindurch war unser Leben lustig und unbeschwert. Wir haben sehr viel miteinander unternommen und erlebt. Reisen durch die Sahara, gemeinsame Rallys. Als dann unser Sohn auf die Welt kam, ein absolutes Wunschkind, schien unser Leben perfekt.

Doch dann begannen die schwierigen Jahre. Er lebte sein Leben einfach wie bisher weiter, hat sich nicht eingeschränkt, war viel unterwegs, teils beruflich, teils privat. Vor der Geburt habe ich sehr gut verdient und es ging uns finanziell gut. Doch mit meinem Sohn und dem Lungeninfarkt war ich fast ein Jahr nicht ganz so leistungsfähig wie normalerweise. Die Probleme begannen. Er ließ uns immer öfter allein und ich konzentrierte mich immer stärker auf unseren Sohn und meine Arbeit. Oft sagte ich zu anderen: Ich bin alleinerziehende Mutter mit der Erschwernis, dass ich auch noch einen Mann habe. Aber genauso habe ich mich gefühlt. Am Familienleben nahm mein Ex-Mann fast gar nicht teil. Als unser Sohn größer wurde, wurde sein familiäres Engagement immer weniger, er kam zum Beispiel zu keinem Fußballmatch. Einmal rief mich der Trainer an und fragte, ob er meinen Sohn dem Mann, der ihn abholt mitgeben kann, dabei war das sein eigener Vater.

Die finanziellen Schwierigkeiten begannen, ich konnte nicht voll arbeiten in Ermangelung von Kinderbetreuung, so wurde mein Verdienst weniger und seiner war auch nicht gerade rosig. Wir hielten uns so lala über Wasser. Seine Hobbys und sein Lebensstil waren teuer. Es gab sogar Zeiten, in denen ich von Freunden Geld auslieh, um über die Runden zu kommen.

Diese Jahre waren extrem anstrengend. Ich wurde immer unleidiger ihm gegenüber. Diese mangelnde Offenheit ihm gegenüber half unserer Beziehung nicht wirklich. Er begann, seine Selbstbestätigung bei anderen Frauen zu suchen. Dadurch sank er in meiner Achtung immer mehr. Jahrelang war er für mich nur ein großes Kind, das es zu versorgen galt. Eines seiner größten Probleme war, dass ich ihn sexuell nicht mehr begehrte. Aber zu wissen, dass es da ständig andere Frauen gab, machte es mir nicht leichter. Zwischendurch hatten wir aber immer schöne und lustige Zeiten, in denen wir uns hervorragend verstanden. Wir waren ein gutes Team, und ich dachte immer wir ziehen an einem Strang. Erst nach der Trennung merkte ich, dass ich nicht an unserem Strang gezogen habe, sondern an seinem.

Unsere letzten beiden gemeinsamen Jahre waren für mich nur noch mühsam, geprägt von den vielen Frauen, finanziellen Schwierigkeiten, dem Kampf, dass er verstehen soll, was ich will, dass es so weder beruflich noch privat weitergehen kann.

Dann kam das Jahr 2013 – mein annus horribilis, in dem alles unter mir zu zerbrechen schien. Im Jahr 2014, unserem Trennungsjahr stieg ich wie Phönix aus der Asche auf. Dann kam mein Unfall, der das kommende Jahr auch noch sehr stark prägte.

Doch jetzt liegen Jahre vor mir, die hoffentlich ruhiger verlaufen. Jetzt bin ich gelassener, konsequenter und sehe der Zukunft und den kommenden Jahren mit viel Freude entgegen.

K – Kampf

In den letzten Monaten unseres gemeinsamen Zusammenlebens kam ich mir vor wie im Krieg. Jeder Tag war für mich ein neuer Kampf. Ich kämpfte gegen seine Lebensgewohnheiten, gegen seine Ignoranz, gegen sein Unverständnis. Ständig versuchte ich ihm etwas zu erklären, dass er nicht verstehen wollte oder konnte. Mein größter Wunsch war, dass er sich mehr um unseren Sohn, als um die anderen Frauen kümmern sollte. Ebenso die ständige Geldknappheit, da gab es einen immer wieder kehrender Kampf gegen seine Ignoranz, an seiner finanziellen Gebarung etwas zu ändern. Ich kämpfte dafür, dass er endlich die Augen öffnete und sah, dass das was er mir von den anderen Frauen erzählte, auch nur ganz normaler Alltag ist. Gegen den ständigen Vergleich mit diesen Frauen kämpfte ich an. Er verglich wirklich allen Ernstes, dass wenn er eine dieser Frauen traf, diese ihn im Negligee empfingen und nicht jeden Abend in Jogginghose wie ich. Manchmal nahm ich ihn einfach nicht mehr ernst. Trotzdem kämpfte ich weiter, erklärte mich weiter. Dieser Kampf war nicht zu gewinnen. Schön langsam wurde ich müde des Kämpfens und die Enttäuschung nahm zu.

Damals war ich davon überzeugt, weder den Kampf noch den, wahrscheinlich darauffolgenden Krieg, gewinnen zu können.

Heute weiß ich, dass ich gewonnen habe. All diese Schlachten haben mich krank gemacht. Doch ich habe Frieden geschlossen, Frieden mit der Situation, ich habe zu kämpfen aufgehört.

Ein lieber Freund hat gesagt: „Du musst damit aufhören zu wollen, dass dein Ex-Mann dich versteht. Er hat dich nie verstanden und wird dich nie verstehen. Wenn du das erkennst, wird der Kampf aufhören."

Und genau so war es. Der Kampf hörte auf, Krieg gab es Gott sei Dank keinen.

Ich bin heute viel gelassener und viel weniger belastet. Nicht nur bei meinem Ex – Mann habe ich aufgehört, darum zu kämpfen, dass er mich versteht, sondern in allen Lebensbereichen. Heute sage ich was ich will und wie ich mir etwas vorstelle, ob mein gegenüber das versteht ist egal. Wenn mein Gegenüber mich respektiert und meine Wünsche respektiert, reicht das aus. Ich muss nicht erklären, warum ich etwas sage, will oder meine. Die Energie für diese sinnlosen Kämpfe nutze ich heute täglich für mich, um meine Zukunft positiv zu gestalten.

L – Leben

Zum Buchstaben L ist mir einiges eingefallen – Liebe, liebevolle Achtsamkeit, und noch viel mehr. In erster Linie ist L für mich aber Leben, mein Leben. Das Leben, das ich gelebt habe, dass ich jetzt lebe, und das Leben, das ich in Zukunft leben werde.

Liebe ist für mich die Liebe zu meinem Sohn. Als ich geheiratet habe, habe ich meinen Ex-Mann nicht geliebt, ich hatte ihn gern und ich hatte sein Umfeld gern, das Leben, das wir lebten gefiel mir. Es war das Leben, die Art zu leben und nicht die Liebe, die mich zu ihm zog.

Über 22 Jahre war es unser gemeinsames Leben. Ein gemeinsames Leben, das nicht immer so angenehm war, wie ich es mir vorgestellt hatte. Jetzt ist es mein ganz eigenes Leben, ich bin der Architekt, meiner eigenen Entscheidungen, trag meine eigenen Konsequenzen. Ein Freund hat mir kurz nach der Trennung gesagt, dass mein Leben ohne meinen Ex-Mann langweilig wird, aber das Gegenteil ist der Fall. Mir ist nicht langweilig mit meinem ganz eigenen Leben. Endlich ist Zeit und Raum für meine Pläne, Ziele und Wünsche und zwar nur für meine. Ich darf endlich ICH sein und bin nicht mehr WIR.

In meinem Leben hat sich ganz viel geändert. Mein Sohn profitierte von all den positiven Veränderungen. Mein Selbstwert ist gestiegen, ich hadere nicht mehr mit der

Vergangenheit. Ich setze meine Pläne um und wachse mit den Herausforderungen. Vor allem bin ich niemandem für meine Art zu leben, Rechenschaft schuldig.

Das war ein hartes Stück Arbeit. Vor allem mein Leben nach all den Schwierigkeiten wieder in den Griff zu bekommen. Doch es hat funktioniert. Mein Leben ist nicht langweiliger, sondern noch viel interessanter geworden.

Das zweite L – liebevolle Achtsamkeit hat mir sehr geholfen. Das Prinzip liebevoll und achtsam die Dinge, die auf mich zukamen anzunehmen, hat mir viel Kraft gegeben und meinen Blick für neue Gelegenheiten geschärft. Mir ist plötzlich so viel Gutes zuteil geworden. Diese positive Energie habe ich mitgenommen, für MEIN eigenes Leben. Dieses Leben lebe ich jetzt vollkommen selbstbestimmt.

Leben – das soll immer unser eigenes Leben sein. Wir dürfen auch gemeinsam WIR sein, doch auf das ICH dürfen wir nie vergessen.

M – Mut

Während der letzten Phase meiner Ehe hat mich der Mut verlassen. Ich war psychisch und physisch krank, eigentlich am Ende. Am Ende meiner Kraft war da nur noch Angst in mir.

Ich war immer mutig im herkömmlichen Sinn. Ich reiste allein nach Dakar (Senegal), war dort 24 Stunden verschollen, ganz allein in den Slums mit Kreditkarte und viel zu viel Geld in der Tasche. Da verließ mich der Mut nicht. Ganz im Gegenteil, ich habe mich durchgekämpft und alles gut überstanden. Einmal brauchte mein Ex-Mann ein Ersatzteil in Rumänien, um bei einer Rally zu starten. Ich bin einfach in der Nacht losgefahren, war ewig unterwegs, um vier Uhr in der Früh hatte er dann sein Ersatzteil. Doch während der Trennung verließ mich der Mut.

Meine Freundinnen waren die ersten, die mir wieder Mut machten. Am Anfang taten sie sich schwer, es mir begreiflich zu machen, dass auch die kleinsten Erfolge Mut machen können. Eine meiner Freundinnen gab mir den Rat, einen Tagesplan zu erstellen, so mit aufstehen, frühstücken, arbeiten, einfach mit jeder Kleinigkeit, die ich tagsüber machen musste. Zuerst schaffte ich es fast nie, alle Punkte auf dem Plan abzuhacken, doch es wurde besser. Jedes Hackerl gab mir Mut, denn es zeigte mir, dass ich es schaffen kann. Jeder noch so kleine Schritt in die richtige Richtung, nämlich nach vorne, fütterte mein viel zu kleines Mutkätzchen.

Und siehe da, das Kätzchen wuchs, nicht besonders schnell, aber stetig. Nach einiger Zeit war mein Mutkätzchen fast wieder so groß wie ein Löwe. Ich musste viel Geduld haben, doch es hat sich gelohnt.

In unserem Leben schaffen wir so viele Dinge, dieses erfolgreiche Schaffen soll uns jeden Tag Mut machen. Auch wenn der Erfolg noch so klein ist, er ist da und er ist es wert, uns Mut zu machen. Vor allem in Krisenzeiten sind es nicht die großen Erfolge, die uns Mut machen sollen, sondern die vielen kleinen Schritte in die richtige Richtung. Selbst unseren normalen Tagesablauf zu schaffen, soll uns Mut geben, dass wir alles schaffen können. Nicht sofort, aber bald.

Habt die Geduld und das Durchhaltevermögen und füttert euer Mutkätzchen gut.

N – Neuerung

Ganz rasch nach meiner Trennung gab es ganz viele Neuerungen in meinem Leben. Zum größten Teil waren diese positiv. Für mich fühlte sich das Leben auf einmal an, als wäre eine große Last von meinen Schultern genommen worden.

Neuerung Nummer 1:
Endlich war es daheim ruhig und harmonisch. Mein Ex-Mann brauchte immer viel Aufmerksamkeit und Anerkennung. Er wollte, dass ich die ganze Zeit bei ihm sitze, er erzählte von den Frauen oder von der Arbeit. Wenn ich schlafen gehen wollte, meinte er, er will nicht allein vorm Fernseher sitzen. Ich brauchte aber den Schlaf, ich musste mit meinem Sohn in der Früh aufstehen, er stand nie vor halb neun auf. Mein Sohn und ich führten wieder gute Gespräche und hatten wirklich schöne Abende. Und – ein ganz besonderer Luxus – ich konnte ohne Gemeckere schlafen gehen, wann ich wollte.

Neuerung Nummer 2:
Die Arbeit im Haushalt wurde viel weniger. Mein Ex-Mann kam fast nie vor 22 Uhr heim, dann wollte er noch, dass ich frisch koche, für mich war das alles der pure Stress. Ich hatte viel weniger Wäsche zu waschen. Das Haus war plötzlich aufgeräumt, er hat seine Sachen immer gleichmäßig im Haus verteilt und nicht mehr weggeräumt. Er räumte sein Geschirr nicht weg, stieß ständig was um, die Badewanne ging regelmäßig über.

Er war sehr unaufmerksam und zerstreut, dadurch machte er sehr viel Arbeit. Das alles war vorbei.

Neuerung Nummer 3:
Ich lernte einen anderen Mann kennen. Einen Mann, der sich ganz anders mir gegenüber verhielt, als ich es gewohnt war. Er nahm Rücksicht, es war ihm wichtig wie es mir geht, was ich tue. Meiner Freundin habe ich erzählt, dass ich total fasziniert war, weil er nach einem gemeinsamen Einkauf nicht nur mein Auto einräumte, sondern auch noch den Einkaufswagen zurückbrachte. So ein Verhalten war mir neu, und ich genoss es.

Bei einer Trennung geht etwas sehr Gewohntes zu Ende, aber dadurch ist auch ganz viel Platz für Neuerungen. In den Neuerungen liegt ganz viel positive Kraft. Wir können unser Leben neu ordnen und alte Gewohnheiten hinter uns lassen, und das Leben und die Zukunft neugestalten.

Jedem Ende folgt ein Anfang, und jedem Anfang wohnt ein Zauber inne.

O – Orientierung

Es kam für mich eine Zeit, in der ich die Orientierung total verloren hatte. Ich wusste nicht mehr woher und wohin, auch nicht, wo ich gerade stand. So lange waren die Ziele meines Ex-Mannes im Mittelpunkt meines Lebens, dass ich gar nicht mehr meine eigenen kannte. Alles, was ich beruflich oder privat wollte, war Beiwerk zu dem, was er anstrebte und ich habe mich untergeordnet und ihn immer voll unterstützt. Ich orientierte mich an seinen Zielen und Wünschen. Der Erfolg seines Unternehmens war das wichtigste, obwohl das in mehr als 10 Jahren nicht besonders erfolgreich war, aber ich stellte meinen Erfolg trotzdem hinten an.

Mir war der Boden unter Füßen abhanden gekommen. Eine komplette Neuorientierung war für mich notwendig. Damit hatte ich aber große Probleme. Ich kannte meine Ziele schon lange nicht mehr, meine Wünsche waren sehr verschüttet. Die Entscheidung, in welche Richtung ich gehen sollte, fiel mir sehr schwer. Jede Richtung hielt eine andere Option für mich bereit, viele neue Eindrücke kamen dazu, die mir die Orientierung erschwerten.

Wo sollte ich jetzt hingehen?

Zurück zum Start!!!

Das habe ich beim Rally Fahren gelernt. Wenn ich dort bei der Navigation die Orientierung verloren hatte, musste ich wieder zum letzten Punkt zurück, an dem ich mich noch auskannte. Manchmal musste ich auch zurück zum Start, um mich wieder richtig orientieren zu können.

Nach diesem Motto machte ich eine klare Bestandsaufnahme für alle Bereiche meines Lebens.

Familie:
Wer ist jetzt meine Familie? Auf wenn muss sich meine Verantwortung konzentrieren? Wer kann mir im Zweifelsfall helfen und für mich da sein? Was sind die ersten Schritte für eine Neuordnung?

Freunde:
Wer steht hinter mir? Wer kann mir helfen, den richtigen Weg zu finden? Wer kann mir gute und wichtige Ratschläge geben? Wen kann ich aus meinem Freundeskreis streichen, um wen brauche ich mich nicht mehr bemühen?

Beruf und Geld:
Wieviel Geld brauche ich im Monat? Was muss ich dafür tun? Wie viele Stunden muss ich dafür arbeiten? Soll ich mein Projekt weiter verfolgen?

Ich schrieb mir alle Punkte auf und fand Antworten dazu, nicht immer nur erfreuliche, aber doch befriedigende Antworten. Schritt für Schritt ging ich dann die Punkte an.

So fand ich meine Orientierung wieder. Noch heute bin ich manchmal nicht sicher, ob ich rechts oder links abbiegen soll. Aber eines weiß ich sicher, mein Weg muss grundsätzlich nach vorne gehen, auch wenn er ein paar Kurven macht.

Und es ist auch vollkommen in Ordnung wenn man einen Schritt zurück tritt, den Platz braucht man, um Anlauf zu nehmen.

P – Plan

Mein Plan! In der ersten Zeit der Trennung war ich manchmal nicht in der Lage, meinen Tagesablauf zu bewältigen. In der Früh konnte ich nur sehr schwer aufstehen, das ging nur, weil mein Sohn zu Schule musste. Arbeiten war praktisch unmöglich.

Als mein Ex-Mann auszog, umgab mich ein Gefühl der Leere. Agieren war nicht mehr möglich, lediglich reagieren. Wichtige Handlungen des täglichen Lebens funktionierten gar nicht. Ich wollte nur noch schlafen. Die letzten Monate mit meinem Ex-Mann hatten mich unsagbar erschöpft. Aber mit meinem Kind allein daheim, dem es auch nicht besonders gut ging, war es nicht möglich, den Kopf in den Sand zu stecken. Das Leben musste weiter gehen.

Meine Freundin gab mir den Rat, einen ganz einfachen Tagesplan aufzustellen. Das machte ich dann auch. Mein Plan sah folgendermaßen aus:

6.30 Uhr aufstehen
6.35 Uhr Kind wecken, Frühstück machen,
7.00 Uhr Kind zum Zug bringen.
9.00 Uhr Büro
12.00 Uhr für den Sohn Mittagessen herrichten
Und so ging es weiter.

Gleich nach dem Aufstehen, habe ich den ersten Punkt abgehackt. Eine Aufgabe nach der anderen. Jeden

Abend stand auch noch auf dem Plan, den Plan für den nächsten Tag zu machen. Selbst dazu musste ich mich zwingen.

Anfänglich waren wirklich nur diese alltäglichen Dinge auf meinem Plan. Erst als es mir besser ging, kamen auch Dinge wie reiten, Kino und spazieren gehen dazu.

Später war dann bezüglich der Trennung noch einiges zu erledigen und auch diese Dinge schrieb ich auf meinen Plan und erledigte sie.

Als mein Plan auch schon zum Beispiel berufliche, zukünftige Vorhaben und die Planung derer enthielt, wusste ich, das Schlimmste ist vorbei.

Ich kann allen nur raten, einen solchen Plan aufzustellen. Ohne meinen Plan hätte ich in der ärgsten Zeit gar nichts geschafft. Mein Plan war für mich wie eine Krücke, die mir täglich bei meinen einzelnen Schritten half.

Q – Quantität oder Qualität

Für meinen Ex-Mann zählte immer, je mehr je besser. Dieses Prinzip setzte er auch bei der Anzahl seiner Liebschaften ein. Doch nicht nur da, der Kühlschrank musste immer gefüllt sein und Toiletteartikel wurden in Großpackungen gekauft. Er hatte über 40 Hemden, hat diese aber fast nie getragen, weil er sie für seinen Job nicht brauchte. Von allem musste mehr als genug da sein.

Unter der Quantität seiner Liebschaften litt die Qualität unserer Beziehung. Aber das verstand er leider nicht.

Was bringt die Quantität, wenn die Qualität nicht stimmt. Ich habe lieber einige wenige gute Freunde, die mir immer beistehen und auf die ich mich verlassen kann, statt vieler oberflächlicher Bekannter.

Doch nicht nur da ist die Qualität für mich wichtig. Eines der wichtigsten Dinge ist meine Lebensqualität. Diese hat sich in den letzten Jahren um einiges gebessert. Seit mein Ex-Mann weg ist, ist die große Qualität meines Lebens, oder meiner Art zu leben, für mich erst richtig sichtbar geworden.

Es ist jetzt ein Leben, bei dem ich stärker bei mir bin, bei mir sein darf. Nicht ständig stehen die Bedürfnisse von anderen vor meinen (die meines Sohnes mal ausgenommen). Für mich hat das Leben schon deswegen mehr Qualität, weil ich meine Abende selbst gestalten kann. Das war früher blanker Luxus. Ich kann meinen eigenen Bedürfnissen nachgehen und brauche mich nicht ständig nach anderen Vorstellungen zu richten.

Für mich ist die Qualität meiner Einstellung mir gegenüber gestiegen. Ich achte mich selbst mehr, traue mir mehr zu. Eine absolut zufriedenstellende, qualitativ hochwertige Lebensweise, die ich mir gewählt habe. Ich lebe selbstbestimmt, kann meine Entscheidungen frei treffen. Auch die Konsequenzen muss ich alleine tragen, aber das ist gut so. Dadurch überlege ich intensiver, wäge stärker ab.

R – Rache

In dem Jahr, als ich auf die Scheidung wartete, waren sehr viele Rachegedanken in meinem Kopf. Ich hatte das Gefühl, nur ich leide unter der Situation und mein Ex-Mann sollte spüren, wie es ist, wenn es einem schlecht geht. Manche Nächte verbrachte ich damit, Rachepläne zu schmieden.

Meine Freundin sagte immer, die Rache kommt von ganz allein, da bräuchte ich nichts dazu zu tun. Wir bezahlen und kassieren für alles, was wir im Leben tun. Die Rechnung wird immer präsentiert.

Irgendwann habe ich damit aufgehört, Rachepläne zu schmieden. Es war sinnlos, denn der Gedanke an Rache hielt mich vom Loslassen ab. Die Schallplatte bleibt, bildlich gesprochen, hängen, wenn man nur an Rache denkt.

Trotzdem wollte ich, dass mein Ex-Mann einmal genauso am Boden liegt, wie es am Anfang der Trennung bei mir war. Tatsächlich ist das kurz vor der Scheidung passiert. Auf einmal war er ganz unten, gesundheitlich und psychisch fertig. Und das ganz ohne mein Zutun. Plötzlich war es aber nicht mehr wichtig, ich spürte nicht die Schadenfreude, er tat mir sogar sehr leid. Meine Schallplatte war wieder wie neu und hatte keinen Sprung mehr.

Das Problem mit unseren Rachegelüsten ist, dass sich negative Energie staut. Meine Rachegedanken haben meine volle Aufmerksamkeit auf meinen Ex-Mann gerichtet. Diese Energie habe ich verschwendet, ich hätte sie besser für mein eigenes Leben verwenden sollen. Nicht mal im Schlaf kam ich zur Ruhe, meine Träume drehten sich nur um ihn, und die waren nicht sehr angenehm.

Doch wie wird man diese Rachegedanken los? Meine Strategie war jene, ich habe ganz bewusst diese Gedanken nicht mehr zugelassen. Für negative Gedanken habe ich in meinem Gehirn eine Mauer gebaut, an der die Gedanken abprallten (bildlich gesprochen, das habe ich in einem Yoga-Kurs gelernt). Und ich habe damit begonnen darauf zu vertrauen, dass das Universum gerecht ist und nur Gutes für mich bereit hält. Für negative Taten „bezahlt" man, für positive Taten „kassiert" man. Die Umkehr liegt nicht immer bei dem Menschen, für den man dieses oder jenes tut oder unterlässt, es ist eine Gesamtheit. Es ist nicht notwendig, dass wir uns für etwas rächen, das wird von weiter oben von ganz allein geregelt. Dann ist es keine Rache, sondern Gerechtigkeit, die uns allen widerfährt.

Erst als ich bewusst von den Rachegedanken abließ und ihm in meinem Inneren alles Gute für sein neues Leben wünschte, kam ich zur Ruhe.

Vergessen wir nie die Kraft unserer Gedanken und verschwenden wir diese Kraft nicht für Rache, sondern nur im positiven Sinn für uns selbst.

S – Steh auf

Frei nach dem Song von den Toten Hosen – Steh auf, wenn du am Boden bist.

Ich bin überzeugt davon, dass jeder, der das hier liest, schon mal am Boden war. Vor schlechten Erfahrungen, schlechten Zeiten im Leben, ist niemand gefeit.

Viele von uns wollen nicht darüber reden, sie versuchen, die Situation und wie es ihnen wirklich geht, zu verbergen. Wir schämen uns für das, was gerade passiert. Ich habe das auch zuerst so gemacht und brauchte wirklich viele Anläufe, bis ich mich meinem Umfeld anvertraut habe. Ich habe mich so geschämt, dass ich das alles nicht mehr auf die Reihe bringe, und in meiner Ehe gescheitert bin. Mein einziger Gedanke war – ich habe versagt. Schwäche und Versagen sind in unserer Gesellschaft nicht anerkannt. Selbst wenn es einem sehr schlecht geht, sagt er noch auf die Frage: Wie geht es Dir? - Danke mir geht es eh gut.

In dieser Situation ist Ehrlichkeit aber sehr wichtig. Die Ehrlichkeit hilft, dass unsere Mitmenschen verstehen, wie es uns geht und so können sie uns auch helfen. Ist man am Boden, gibt es nur eine Alternative – AUFSTEHEN!!!

Beim Aufstehen hilft es, wenn wir unsere eigenen Schwächen akzeptieren und zum Beispiel eine gescheiterte Partnerschaft nicht als unsere eigene

Schuld sehen. Es sind immer zwei beteiligt. Es sind immer beide schuld, wenn es gemeinsam nicht mehr weiter geht. Und wir haben auch nicht versagt, das sagt schon die Scheidungsrate von fast 50% in Österreich. Eigentlich sind wir bei einer Trennung in guter Gesellschaft.

Versagen gibt es nicht. Wir haben nicht versagt, nur weil es uns schlecht geht. Wir dürfen schwach sein und uns selbst und den anderen das auch eingestehen.

Als ich begann über meine Situation zu sprechen, begannen plötzlich ganz viele Menschen, mir zu helfen. Darüber zu sprechen, half mir schon enorm, weil sich nicht mehr nur alles in meinem Kopf abspielte. Manche meiner Freunde nahmen sich Zeit für stundenlange Gespräche mit mir. Andere halfen mir, einen „Plan" für mein „Aufstehen" zu entwerfen. Mein Freund hielt oft stundenlang meine Hand, brachte mich zu Plätzen an denen ich meine Batterien aufladen konnte, er gab mir dadurch so viel Kraft.

Das alles hat mir die Kraft gegeben, wieder aufzustehen.

Niemand ist allein. Wir merken es oft nur nicht, dass uns viele Menschen umgeben, die uns helfen können. Weil wir nicht darüber sprechen, und sie nicht sehen, dass wir am Boden liegen, und wir noch immer lächeln. Dann müssen wir die Hand ausstrecken und um Hilfe beim Aufstehen bitten. Viele Hände strecken sich uns dann entgegen und helfen uns auf.

Steh auf! Bleib nicht liegen!

Aufstehen, Krone richten – weiter geht es. Das Leben geht immer weiter. Und das ist gut so!

T – Tod

Das ist und war das schwerste Kapitel für mich. Der Sommer 2013 war überschattet von der Ermordung meiner Freundin Isabell. Sie wurde von ihrem Mann, von dem sie sich trennen wollte, umgebracht. Er hat sich danach selbst erhängt. Übrig blieben zwei Kinder im Alter von 6 und 8 Jahren. Am Vormittag habe ich noch mit ihr telefoniert, am Abend war sie tot.

Für mich war das alles sehr schwierig. Nicht nur persönlich, Isabell und ich waren auch unternehmerisch miteinander verbunden. Während dieser schweren Zeit habe ich gemerkt, dass mein Ex-Mann gar nicht hinter mir steht. Ich weiß noch, wie es war, als er nachdem ich von Isabells Tod erfahren hatte, nach Hause kam. Er war total aufgelöst. Damals hatte er eine Freundin, die aus dem gleichen Ort stammte, wie das Opfer. Auch sie war gerade in der Trennung. Seine Freundin wollte dann, dass er mit ihr in ihr ehemaliges Haus geht, um Sachen zu holen. Er sollte der Schutz vor ihrem Mann sein, damit er ihr nichts tut. Allerdings war ihr Mann ihr gegenüber nie gewalttätig gewesen. Ich bat ihn, für seine Freundin Polizeischutz zu organisieren. Zwei Tage lang, bis 10 Minuten vor dem Begräbnis meiner Freundin hat er diesbezüglich herumgesimst und telefoniert. Ich konnte ihn gerade noch dazu bringen, dass er während des Begräbnisses das Handy ausschaltete. Salopp gesagt, ich war schon enorm angepisst von seinem Verhalten.

Am Ende des Begräbnisses hat er mir gebeichtet, dass er noch eine andere Freundin hat, ohne die er nicht leben kann, in die er ein bisschen verliebt ist, und ich sollte das doch bitte akzeptieren. Ich habe meinen Sohn nach Kärnten gebracht und war zwei Tage dort. In dieser Zeit hat er die zweite Freundin sogar in unser Haus eingeladen.

Mir wurde durch diese Tragödie bewusst, so will ich nicht mehr weiter machen, es muss sich was ändern, vor allem mit seinen Freundinnen. Er kümmerte sich ständig um andere Frauen, nicht um unseren Sohn und auch mir stand er nicht bei, wenn ich es dringend brauchte. Er gab mir keinen Halt mehr. So gerne wäre ich in dieser Zeit in den Arm genommen worden, oder ich hätte so viel darum gegeben wenn er gesagt hätte, er kümmert sich mehr um unseren Sohn. Das tat er aber nicht, er war besessen von den anderen Frauen und ihren Problemen, denen wollte er unbedingt helfen. Ich glaube, er fühlte sich dadurch männlicher und anerkannter, als wenn er etwas für mich getan hätte.

Lange war ich wie ferngesteuert, ich konnte diese ganze Situation gar nicht glauben. Wie ein schlechter Film lief alles vor mir ab. Ich hatte Termine mit dem Verlassenschaftsverwalter und dem Rechtsanwalt meiner toten Freundin, um denen zu helfen, die Firma zu verstehen. Zu Lebzeiten hatten wir unsere Computerzugangsdaten ausgetauscht, jetzt konnte nur ich in ihren Computer und alles durchschauen, ausdrucken und noch bei vertraglichen Dingen helfen.

Es gelang leider nicht alles, aber einiges konnte ich entwirren.

Mein Ex-Mann hatte damals keine Zeit, mir zur Seite zu stehen. Die eine Freundin hatte Probleme mit ihrem zukünftigen Ex-Mann, die andere bekam einen neuen Busen, den er mit ihr aussuchen war, dann holte er sie auch vom Krankenhaus ab und betreute sie daheim, fuhr für sie in die Apotheke und ging für sie einkaufen.

Und unser Sohn? Tja das war wie immer.

Damals verlor ich den letzten Respekt vor ihm. So wollte ich meine Zukunft nicht verbringen, nicht mit einem Mann, dem alles andere wichtiger war, als seine Familie. Lange Gespräche mit meinem Ex-Mann folgten. Doch er verstand nicht, was ich meinte. Ich wollte diese offene Ehe nicht mehr, ich wollte eine funktionierende Familie, bei der jeder für den anderen da ist. Und vor allem wollte ich sein Verhalten und die vielen Frauen nicht mehr akzeptieren. Mehr als einmal habe ich ihn gebeten, das zu ändern, wenigstens daheim nicht ständig über die Frauen zu sprechen. Es war sinnlos, er konnte das nicht mehr ändern.

Vier Monate nach dem Tod von Isabell zog er aus. Ihr Tod war für mich der Beginn eines neuen Lebens.

U – Unfall

Genau eine Woche nach meiner Scheidung hatte ich einen schweren Reitunfall. Am 11.12. feiere ich ab jetzt meinen zweiten Geburtstag. Mein linker Unterarm wurde fast gänzlich abgetrennt, Arterie gerissen, alle Sehnen und Bänder gerissen und der Oberarmmuskel ist gerissen. Der Oberarm- und Unterarmknochen hatten die Haut durchbohrt und das Ellbogengelenk ist „rausgefallen". Nur durch die große Kunst des operierenden Arztes habe ich überlebt und konnte den linken Unterarm behalten. Mein linker Arm wird für immer beeinträchtigt sein, ich werde ihn nie wieder ganz ausstrecken oder ganz abbiegen können. Seither habe ich fast täglich Schmerzen.

Für meinen Sohn, meine Familie, meinen damaligen Freund und meine Freundinnen war der Unfall ein großer Schock, für mich sowieso. Meine Mutter hat meinen Sohn während der 10 Tage, die ich im Krankenhaus war, versorgt.

In der Zeit der Genesung (ich konnte wegen einer Schiene drei Monate nicht Auto fahren), zeigte sich bei vielen Menschen ihr wahres Gesicht.

Mit meinem Ex-Mann begann die Diskussion schon im Krankenhaus. Er kümmerte sich nicht mehr als sonst um unseren Sohn, der so dringend Ablenkung gebraucht hätte. Zusätzlich meinte er auch, dass meine Mutter dem Ganzen nicht gewachsen ist. Aber er sah nie, dass er ja eigentlich das Kind versorgen hätte müssen. Als ich dann entlassen wurde, ging es weiter. Es ging darum, dass jemand meinen Sohn in der Früh die nächsten drei Monate zum Zug bringen muss. Meine tollen Nachbarn hatten sich schon einen Zeitplan dafür gemacht, aber ich war der Meinung, dass das der Vater übernehmen muss. So schwer war das für ihn ja nicht, er fuhr sowieso jeden Tag bei uns in der Früh vorbei, weil er ja bei uns im Ort arbeitet.

Drei Tage habe ich diskutiert und darauf bestanden, dass er ihn bringt. Das einzige Argument das er vorgebracht hat war, dass er früher aufstehen muss und das fällt ihm schwer, sein Vater hat ihn in dieser Argumentation noch unterstützt. Dann gehört er noch vom Zug abgeholt und heimgebracht. Da meinte seine Mutter, dass er ja extra von der Arbeit weg muss, ja das müssen wir immer alle. Der Weg zu Fuß dauert über 20 Minuten und im Winter in der Dunkelheit ein bisschen mühsam, vor allem wenn der Vater nur länger schlafen will. Diesen Kampf habe ich gewonnen, er ist früher aufgestanden und hat ihn zum Zug gebracht. Nicht die ganze Zeit, aber sehr oft, wenn er nicht konnte, haben das meine Nachbarn übernommen.

Ich habe mich in der Familie meines Ex-Mannes immer sehr wohl gefühlt. Doch durch den Unfall habe ich bemerkt, wie sie wirklich zu mir stehen. Aber das Wichtigste war, dass von seiner Familie niemand für meinen Sohn da war. Keine Tante holte ihn ab, um mit ihm etwas zu unternehmen oder nahm auch nur Kontakt mit ihm auf. Seine Großeltern unternahmen auch nichts mit ihm. Für ihn wäre Ablenkung so wichtig gewesen, er hatte so eine schwere Zeit.

Dadurch fiel es mir sehr leicht, mich emotional von meiner Schwiegerfamilie zu lösen. Ich war immer für alle da, aber umgekehrt ging das nicht. Die Erkenntnis war ein gutes Mittel zur Loslösung, vor allem auch zum Loslassen von meinem Ex-Mann.

Erst in einer Notsituation sieht man, wer für einen da ist. Diese Menschen sind es wert, dass man auch für sie da ist. Die anderen sollten keinen Platz in unserem Leben haben.

V – Verantwortung

Als mein Sohn 10 Tage alt war, hatte ich einen Lungeninfarkt. Es war sehr dramatisch, ich wäre fast daran gestorben. Fast zwei Wochen war ich gemeinsam mit meinem Sohn (ich habe gestillt) im Krankenhaus. Am Anfang ging es mir so schlecht und ich hatte so starke Schmerzen, dass ich meinen Sohn nicht versorgen konnte. Das übernahmen die Krankenschwestern. Ich ließ mich total fallen. Am zweiten Tag kam eine Krankenschwester rein, riss das Fenster auf und sagte: „So jetzt ist aber genug, sie tragen Verantwortung für ihr Kind, reißen sie sich zusammen und arbeiten sie daran, rasch wieder gesund zu werden.".

Was sie sagt, gab mir sehr zu denken. In den nächsten Tagen rappelte ich mich auf, versuchte wenigstens ein paar Kleinigkeiten für mein Kind selbst zu erledigen. Ich hatte enorme Schmerzen, die hielten dann fast noch ein Jahr an. Aber ich rappelte mich immer wieder auf und übernahm Verantwortung.

Damals habe ich gelernt, ich allein bin verantwortlich wie es mir geht und ich kann das ändern. Da mein Ex-Mann mir nur sehr wenig damals geholfen hat, habe ich es in weiterer Folge so eingerichtet, dass ich einfach für alles die Verantwortung übernommen habe. Sehr oft auch ungefragt. Vor allem habe ich für ihn die Verantwortung übernommen und das war falsch.

Mein Ex-Mann hat dies auch allzu gerne zugelassen. Letztendlich war ich verantwortlich für meine Firma, unser gemeinsames Haus, meinen Sohn, die Firma meines Ex-Mannes und auch für meinen Ex-Mann, auch für unsere finanzielle Situation. Das führte zu vielen Zerwürfnissen, wenn mal etwas nicht so passte.

Aber ich trage auch Verantwortung für die Dinge, die in unserer Ehe geschehen sind. Ich habe zugelassen und akzeptiert, dass er ständig Liebschaften hatte. Auch die finanzielle Verantwortung habe ich allein übernommen, fehlte mal Geld, habe ich versucht, irgendwo Geld auszuleihen.

Mir hat es sehr gutgetan, zuzugeben, dass auch ich Verantwortung am Scheitern unserer Ehe habe. So konnte ich klarer die Situation sehen, sehen was ich nie mehr haben möchte, wie ich nie mehr in einer Partnerschaft agieren möchte. Und vor allem wurde ganz klar, was ich tatsächlich will.

Ganz wichtig ist aber, dass ich jetzt die Verantwortung übernehme für mein Leben, und dafür, wie sich mein Leben entwickeln wird.

Die liebste Verantwortung die ich trage, ist die für meinen Sohn. Dann kommt schon die Verantwortung für mein Leben, auch die übernehme ich sehr gerne und ganz bewusst.

W – Wut

In den letzten Monaten, in denen mein Ex-Mann noch bei uns wohnte, hatte ich sehr wechselnde Gefühle ihm gegenüber. Aber ein Gefühl war ganz stark, nämlich meine Wut auf ihn. Manchmal war ich schon auf ihn wütend, wenn ich ihn nur angesehen habe, er brauchte nicht mal ein Wort von sich zu geben.

Meine Wut wurde dadurch gefüttert, dass er sich nie bemühte, Zeit für seinen Sohn aufzubringen, oder an unserer Beziehung zu arbeiten. Ich kochte vor Wut, wenn er mir von den alltäglichen Dingen, die die anderen Frauen so super machten, erzählte. Da gehörte der ganz normale Alltag auch dazu. Und diese Frauen waren alle sehr „arm". Sie alle hatten ganz böse Ex-Männer, die ständig wegen der Kinder stritten und er musste da helfen. Dieses Verhalten nährte meine Wut noch viel mehr.

In mir kochte die Wut, weil er so dumm war, jede Geschichte total unreflektiert zu glauben. Sogar Geschichten, die sich im Nachhinein sich als große Lügen herausstellten hat er geglaubt und dann sogar diese Lügen entschuldigt. Offenbar konnte er nicht mehr ganz klar denken.

Dazu kam die Wut auf mich. Ich hatte das alles zugelassen, ich habe mir einen Mann ausgesucht, der manchmal so dumm und unverantwortlich war. Ich war mit einem Mann zusammen, der eine offensichtliche

Lüge von der Wahrheit nicht unterscheiden konnte oder wollte.

Nach seinem Auszug machte ich meiner Wut ordentlich Luft. Ich machte einen Spaziergang in den Wald, nahm einen Stock und schlug auf die Bäume ein. Oft schrie ich so laut, dass ich mit Halsschmerzen vom Spaziergang zurückkam. Mir half das ungemein. Vorher hatte ich meine Wut wegen des lieben Friedens immer nur hinuntergeschluckt und jetzt war es so schön, diese Wut rauszuschreien. Und jetzt konnte ich ihm auch ehrlich sagen, was ich von ihm hielt. Ich schrie es in den Wald hinein.

Schön langsam verflog meine Wut, ich wurde ruhiger. Ich musste nicht mehr so oft in Wald gehen, um meine Wut herauszuschreien. Meine Schreiereien waren total heilsam.

Nicht jeder von uns lebt direkt im Wald, so wie ich. Aber jeder von uns hat täglich ein paar Minuten Zeit für einen Wut-Rückzug. Man kann sich zum Beispiel auch ins Auto setzten, und schreien und toben. Dort hört einen auch keiner. Ich kann jedem nur raten, seine Wut aktiv rauszulassen. Es ist heilsam und wir können die Energie in uns wieder in eine positive Richtung lenken.

X - Xsundheit

Da habe ich jetzt ein bisschen geschwindelt. Eigentlich sollte es ja Gesundheit heißen, aber das X ist sehr schwer zu vergeben.

Das allerwichtigste, das wir haben, ist unsere Gesundheit, nicht nur die körperliche Gesundheit, sondern auch die geistige und seelische Gesundheit. In Krisensituationen leidet vor allem die Gesundheit, weil wir uns auch nicht mehr wirklich um unsere Gesundheit kümmern können, weil die Kraft fehlt und der Kopf voll ist.

In der schlimmsten Trennungsphase war ich mit meiner körperlichen Gesundheit am Ende. Mehrmals am Tag musste ich mich übergeben, meine „alte" Krankheit Morbus Crohn brach wieder aus. Innerhalb kürzester Zeit nahm ich mehr als 10 Kilo ab und konnte auch nichts mehr essen.

Auch meine psychische Gesundheit war extrem angeschlagen. Ich konnte nachts nicht mehr schlafen. Tagsüber bekam ich nichts mehr auf die Reihe. Unter meinen psychischen Problemen litt mein Sohn besonders. Er machte sich ständig Sorgen um mich. Es hat schon ein paar Wochen gedauert, bis ich wieder am Damm war. Für ihn war das Wichtigste, dass ich in der Früh zum Reiten fuhr. Seit er um 7 Uhr zum Zug musste, bin ich danach gleich zu meinem Pferd gefahren. Am Anfang war ich dazu nicht fähig. In der Nacht lag ich stundenlang wach, ich hatte in der Früh nicht die Energie, reiten zu gehen. Damit er beruhigt ist, zog ich mir in der Früh die Reitsachen an, so gaukelte ich ihm vor, dass ich zum Pferd fuhr. In Wirklichkeit fuhr ich wieder heim und legte mich wieder ins Bett.

Sehr rasch, nachdem mein Ex-Mann ausgezogen ist, konnte ich wieder essen, ohne mich ständig zu übergeben. Das war schon ein großer Erfolg. Meine Psychologin und mein Freund taten das Übrige dazu, dass es mir stetig besser ging. Mein Sohn wurde immer lockerer, je besser es mir ging. Irgendwann war ich dann auch wieder imstande in der Früh reiten zu gehen. Es ging definitiv bergauf.

Kurz nach der Scheidung hatte ich dann meinen schweren Reitunfall. In der Zeit, als ich im Krankenhaus war, kümmerte sich meine Mutter um meinen Sohn. Danach half mir mein Sohn sehr, ich konnte ja nicht mal mein eigenes Essen aufschneiden oder abwaschen. Er hat das alles übernommen. Ich bin deswegen auch wahnsinnig stolz auf ihn.

Die Gesundheit sollte für uns das Allerwichtigste sein. In der aller schwersten Zeit nahm ich sogar Psychopharmaka und das war gut so. Das alles half mir, wieder auf den Damm zu kommen. Sogar die Trennung half mir, weil ich endlich die Möglichkeit hatte, den Druck loszuwerden, den mein Ex-Mann in den letzten Monaten auf mich ausübte.

Wir sollten alle ganz besonders auf unsere Gesundheit achten, wenn wir in Krisensituationen sind. Auch die geistige Gesundheit ist wichtig. Für meine geistige Gesundheit habe ich meinem Ex-Mann seitenweise Briefe geschrieben - mit Beschimpfungen und Vorwürfen. Diese Briefe habe ich rituell verbrannt. Das half mir sehr, dadurch waren viele Dinge, die ich nicht aussprechen konnte, aus meinem Kopf nahezu dauerhaft gelöscht. Meine seelische Gesundheit hat profitiert.

Meine körperliche Gesundheit profitierte von vielen kleinen Schritten, eine halbe Stunde mit dem Hund gehen, mit dem Pferd spazieren gehen, nur kleine Wege mit ganz großen Ergebnissen für mich.

Achtet auf Euch, pflegt Eure Gesundheit.

Y - ?? oder Am Ende wird alles gut, wenn es noch nicht gut ist, ist es noch nicht das Ende

Das hat ein lieber Freund immer zu mir gesagt, wenn ich im Trennungsjahr wieder mal verzweifelt war. Oft war ich mir nicht sicher, ob ich das alles schaffen kann, mich hat dieser Satz dann immer beruhigt. Viel zu viel prasselte in diesem Jahr auf mich ein. Zuerst die ständige Anwesenheit meines Ex-Mannes, dann die Tatsache, dass er unseren Sohn ganz selten über Nacht nahm und wenn er das tat, dann übernachtete er mit ihm einmal bei der einen, dann bei der anderen Freundin. Es gab Kämpfe wegen der Scheidung, die er einmal wollte, dann wieder nicht. Erst als die eine Freundin von ihm schwanger wurde, kam Bewegung in die Sache. Ich machte dann noch ziemlich viel Druck, auch um Gerechtigkeit zu erlangen. Meine größte Sorge war, dass mein Sohn (dazu gehört auch Eigentum, mit dem mein Ex-Mann nichts zu tun hat), mit irgend jemanden um sein Erbe streiten muss, wenn mir was passiert.

Noch war es nicht zu Ende. Das Ende, das wirklich gute Ende kam erst, als ich die Scheidung unterschrieben habe und ein Jahr später, an dem Tag, an dem ich diesen Text schrieb. Endlich geschieden, endlich alle Scheidungsformalitäten erledigt, der richtige und versöhnliche Abschluss für unsere Beziehung. Mein lieber Freund hatte recht – Das Ende wurde gut!

Wenn ich heute schlechte Tage habe, denke ich immer daran: Am Ende wird alles gut, wenn es noch nicht gut ist, ist es noch nicht das Ende.

Z – Zukunft

Meine Zukunft hat damit begonnen, dass mein Ex-Mann ausgezogen ist. Eine ganz andere Zukunft, als ich es mir vorstellen hätte können. Ohne Illusionen, ohne Wut, ohne Täuschung liegt nun jeder neue Tag vor mir.

Nie hätte ich mir vorstellen können, dass ich solch ein Leben führen kann, wie ich es jetzt tue. Mit der Ruhe in meinem Leben kam auch die positive Energie zurück. Ganz oft tief durchatmen und die Fülle, die mich umgibt, spüren, das habe ich gelernt.

So viel Neues ist auf mich eingeströmt, das Neue war meistens positiv. Vor allem aber ist es sehr schön nicht nur ein WIR sondern ein ICH zu sein. Diese Belastung durch das WIR ist jetzt weg.

Wo bin ich und vor allem was will ich, das ist jetzt die Vorgabe. Viel zu lange habe ich meine Bedürfnisse im Zaum gehalten, konnte ihnen nicht nachkommen.

Jetzt diktieren meine Wünsche und meine Ziele meine Zukunft, ich nehme meine Verantwortung wahr. Und zwar nur für mich und meinen Sohn, sonst für niemanden. Es gibt mich plötzlich als Mensch. Ich werde nicht ständig kritisiert. Selbst wenn ich mal keine Lust habe abzuwaschen, gibt es jetzt niemanden, der das kritisiert. Nehme ich ein paar Kilo zu ist das auch egal, wenn es mich selbst nicht stört.

Mein ICH wächst und wird mit jedem Tag stärker. Es war ein harter Kampf, meinen Ex-Mann aus meinem Leben zu bekommen, er konnte nicht damit umgehen, nicht mehr im Mittelpunkt zu stehen und hat anfänglich noch sehr darum gekämpft. Er hat nicht darum gekämpft zurückkommen zu können, sondern darum, seine alte Rolle in meinem Leben weiter zu spielen.

Jetzt beschreite ich meinen ganz eigenen Weg. Meine Zukunft und die meines Sohnes liegt in meiner Hand. Darüber bin ich sehr glücklich, ich kann jeden Tag ganz allein gestalten.

Ich freue mich auf jeden Tag meiner Zukunft.

Vielleicht hilft manchen Menschen dieses Büchlein über so manche schwere Zeit hinweg. Über Rückmeldungen würde ich mich sehr freuen.

Weitere Veröffentlichungen:

Pferd als Lehrer – Wie Pferde unser Leben verändern
ISBN-13: 978-3752662566, Taschenbuch

Das Pferdetraining Tagebuch – ein Kalender für das
Pferdetraining
ISBN-13: 978-3749464951, Taschenbuch

Erfolgreiche Kundenakquise
ISBN-13: 978-3748159582, Taschenbuch

Anna´s Reise – eine Kleidermotte erzählt
Kinderbuch
E-Book

Weihnachtsüberlebensbuch
Der Adventkalender für entspannte Weihnachten
Ratgeber
E-Book

Herstellung und Verlag: BoD – Books on Demand,
Norderstedt